LE

TRAITEMENT DE LA FIÈVRE TYPHOIDE A LYON

EN 1886

A propos du livre de MM. Tripier et Bouveret (1)

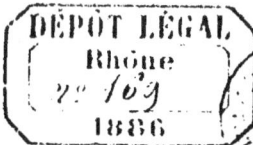

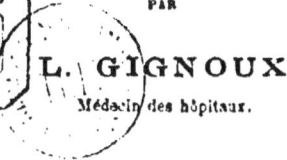

PAR

L. GIGNOUX

Médecin des hôpitaux.

Pendant que partout ailleurs, à Paris comme à Berlin, à Londres comme à Vienne, la question du traitement de la fièvre typhoïde, constamment à l'ordre du jour, divise tous les esprits, sans faire de progrès bien sensibles, à ce point qu'on discute encore pour savoir si vraiment l'expectation ne vaut pas mieux que les antipyrétiques, à Lyon nous sommes fixés.

Depuis longtemps, et la déclaration des médecins des hôpitaux (1883) en est le dernier témoignage, nous savons dans quelles conditions il faut se placer pour se rendre absolument maître de la maladie. Quand ces conditions existent, que nous pouvons intervenir à temps, souvent même avant que le diagnostic puisse être définitif, nous répondons du malade ; nous sommes, en effet, certains de le guérir, si le diagnostic de fièvre typhoïde se confirme. S'il s'agit d'une autre affection, nous sommes non moins certains que nous ne pouvons lui nuire, et que nous lui aurons toujours rendu un service signalé. Seulement, tandis que ici les chances de guérison sont relatives, elles sont absolues dans le cas de fièvre ty-

---

(1) Tripier et Bouveret, *La Fièvre typhoïde traitée par les bains froids*. In-8 de 650 pages. Paris, 1886, Baillière ; Lyon, Georg et Mégret.

phoïde. Aussi la fièvre typhoïde est-elle de toutes les pyrexies celle que nous redoutons le moins. Une fois qu'elle est aux bains, nous ne craignons plus ni surprises ni complications; nous la préférons cent fois à la coqueluche, à la rougeole même. En un mot, comme le disait Glénard, nous tenons notre malade dans la main. Et s'il fallait une preuve de notre conviction, la meilleure ne résiderait-elle pas dans ce fait que lorsque nous, médecins, ou les nôtres, sommes atteints d'une affection fébrile, c'est la fièvre typhoïde que nous souhaitons, et notre seule préoccupation est d'intervenir assez tôt avec les bains froids. On chercherait vainement pour pouvoir citer un médecin lyonnais qui agisse autrement pour lui-même, pour sa femme et pour ses enfants, et dans le lourd tribut que la médecine lyonnaise a payé depuis douze ans à la fièvre typhoïde, on chercherait tout aussi vainement un insuccès. Au reste, cette pratique des médecins est connue par la déclaration de 1883, où ils « attestent qu'ils appliquent la méthode « de Brand dans leur famille, dans leur clientèle privée et « dans leurs services hospitaliers ».

Mais cette célèbre déclaration, aujourd'hui citée partout, bien que formelle sur la supériorité absolue de cette méthode, restait muette sur certains points parmi ceux qui avaient soulevé les plus violentes controverses, entre autres sur la question de doctrine et sur la valeur de l'aphorisme de Glénard, dont l'audace a fait sortir de ses gonds la médecine traditionnelle : « Toute fièvre typhoïde qui pourra être trai- « tée régulièrement et dès le début par l'eau froide sera « exempte de complications et guérira. »

Il importait donc au plus haut point de connaître l'opinion des médecins lyonnais à cet égard, d'autant plus que seuls, en France, ils ont autorité pour formuler une opinion. Que pensent-ils aujourd'hui, en 1886? Quelle a été l'influence de la terrible épreuve qu'a traversée la méthode des bains froids devant l'Académie de médecine? Le livre de MM. Tripier et Bouveret vient nous l'apprendre.

Parmi les médecins qui avaient signé la fameuse déclaration, il eût été difficile d'en trouver deux mieux placés pour être les interprètes de la médecine lyonnaise, et présenter un jugement entouré de plus de garanties. Les noms bien connus de MM. Tripier et Bouveret, tous deux médecins des hôpitaux et professeurs à la Faculté de médecine, impliquent le contrôle rigoureux et sévère de nombreux faits d'observation, un esprit critique élevé, délié de tout engagement, incapable d'enthousiasme irréfléchi, mais incapable aussi de sacrifier la vérité à n'importe quelle considération, enfin le souci de la responsabilité qui incombe à deux maîtres écoutés et estimés entre tous.

Dès la préface, nous savons à quoi nous en tenir : « L'originalité et l'efficacité de la méthode de Brand résident dans « ces trois préceptes : il faut baigner dès les premiers symp- « tômes de l'invasion, il faut baigner toutes les fièvres ty- « phoïdes, il faut soumettre le fébricitant à une réfrigération « vraiment systématique, depuis le début jusqu'à la fin de « la période fébrile..... Il est certain que cette notion de la « réfrigération systématique constitue un grand, un incon- « testable progrès....: Appliquée suivant la formule générale « des indications, la réfrigération ne donne que des résultats « incomplets et qui ne sont pas très supérieurs à ceux que « donnent les médicaments antipyrétiques. Bien différente « est l'influence de la réfrigération vraiment systématique « et mise en œuvre dès les premiers jours de l'inv ion. La « fièvre dothiénentérique est alors véritablemen ansfor- « mée, et, dans l'immense majorité des cas, e.e évolue « promptement vers une terminaison favorable. »

Nous nous retrouvons donc, après mille vicissitudes, après mille controverses, après les essais comparatifs de tous les procédés de réfrigération, après les efforts de ceux qui semblaient moins guidés par le désir d'éprouver scientifiquement une méthode thérapeutique que par le souci de lui donner une empreinte personnelle, nous nous trouvons en présence des mêmes affirmations que Glénard formulait il y a douze ans. On ne les croyait pas alors; on les accueillait par des

sarcasmes, tellement cette idée de système paraissait inaccep-
table. Comme la plupart d'entre nous, à cette époque, nos
auteurs eux-mêmes, tout en acceptant la formule des bains à
20°, et de 15' toutes les trois heures, n'employaient les bains
froids que comme méthode *symptomatique*. Comme la plupart d'entre nous, ils ne baignaient pas les formes légères,
et attendaient pour baigner les formes graves que le diagnostic fût parfaitement confirmé. Enfin, ils croyaient voir de
nombreuses contre-indications soit à l'application, soit à la
continuation de la méthode. C'est peu à peu, en serrant de
plus près les faits d'observation, sous l'impulsion des attaques
dont ce traitement était l'objet, qu'ils sont arrivés à franchir
l'abîme qui sépare le traitement symptomatique qu'ils
avaient fait jusque-là, de la méthode *systématique*, c'est-à-
dire de la doctrine de Brand, qu'ils adoptent aujourd'hui.
Maint passage de leur livre porte les traces de cette évolu-
tion graduelle vers le progrès, dont chaque étape se traduit
par une diminution dans le taux de la mortalité. Est-ce que
le fait d'arriver sans parti pris, ou plutôt malgré les préven-
tions, à une conclusion identique à celles de Brand et de
Glénard, est-ce que le fait d'adopter cette méthode sans
rien innover n'est pas le témoignage le plus éloquent qu'on
puisse invoquer, aussi bien en faveur des éminents cliniciens
qui s'inclinent devant les faits qu'en faveur de la méthode
elle-même ?

Cette méthode qu'ils nous recommandent aujourd'hui
pour l'avoir éprouvée est donc une méthode *systématique*. C'est dire *qu'il faut baigner, dès le début, toutes les
fièvres typhoïdes, et pendant toute la durée de la maladie.*
La doctrine qui répond à ce système est celle qui attribue
à la réfrigération une valeur *prophylactique* contre les
causes de mort. Si la doctrine est vraie, on ne doit pas
avoir, ainsi que nous le verrons plus tard, de cas de mort qu'on
ne puisse expliquer. Aussi le premier soin de MM. Tripier
et Bouveret, c'est de discuter loyalement leurs insuccès
qui sont au nombre de 20 sur 233 malades traités dans les
hôpitaux. Est-ce que, dans ces vingt cas, le traitement a pu

être prophylactique ? — Non. — N'oublions pas, en effet, qu'il s'agit des hôpitaux où les malades entrent rarement avant que leur fièvre soit devenue grave, et que jusqu'à ces derniers temps on attendait même qu'elles fussent graves pour les baigner ; n'oublions pas en outre que, dans un certain nombre d'observations, les auteurs le reconnaissent fort explicitement et avouent qu'ils ne le feraient pas maintenant, ils ont supprimé des bains pour des complications qui ne le justifiaient pas, ou ont manqué d'énergie en ne proportionnant pas l'intensité de la réfrigération à la gravité de la fièvre à combattre, et alors nous nous expliquons cette mortalité de 8 1/2 pour 100 que ne pouvait pas empêcher le traitement, puisqu'il n'a pas été prophylactique. Qu'on lise avec soin chacune de ces observations de cas de mort, qui sont toutes publiées *in extenso*, il est impossible, si l'on a bien compris l'esprit de la méthode, d'en pouvoir considérer aucune comme un échec réel. Ce point est assez important pour que nous ne craignions pas d'insister.

Ces 233 malades comprennent absolument toutes les fièvres typhoïdes observées par les auteurs, dans leur service hospitalier, dans l'espace de 12 ans, et ayant de près ou de loin touché à l'eau froide. Ils ne tiennent compte ni de la date, ni de la gravité de la maladie (nous rappelons que les formes légères n'étaient pas alors, comme aujourd'hui, jugées dignes des bains), ils ne tiennent compte ni des complications constatées à l'entrée, ni des lacunes avérées dans l'application de la méthode, lacunes inévitables surtout pendant les premières années, dans la période de tâtonnement pour ainsi dire, là où il eût fallu au contraire, en face des formes compliquées, cette individualisation qu'on ne peut acquérir que par une expérience consommée de la méthode. Or, n'est-il pas remarquable que, dans ces conditions, ils n'aient pas eu une mortalité plus forte à enregistrer ? Les auteurs ne nous donnent malheureusement pas, pour tous leurs cas, la date après le début à laquelle ils ont donné leur premier bain, de sorte que nous ne pouvons savoir dans quelle proportion de cas tardivement baignés la méthode a été salutaire en dépit

des chances d'insuccès ; mais tout au moins, en ce qui concerne
les cas de mort, nous voyons que sur ces 20 cas, 17 ont pris
leur premier bain du 8 au 31° jour après le début, sur lesquels
7 après le 21° et 5 après le 16° jour. Pour ces cas, toute discussion est superflue ; chez eux, les bains froids ne pouvaient
assurer la guérison, ils ne pouvaient qu'en augmenter les
chances. Quant aux trois derniers, baignés l'un le 7°, l'autre
le 5°, le dernier le 4° jour, nous ferons remarquer que dans
les trois cas la date du début est seulement *présumée*. Les
auteurs la font suivre d'un point d'interrogation dans le texte,
et en lisant avec soin les observations, il est difficile d'accepter comme réelle une date si rapprochée du début alors que
les trois malades se présentent dans le coma, l'adynamie la
plus profonde, et tous les signes d'un pronostic très grave.
Acceptons même, si l'on veut, ces dates. Peut-on rendre
responsable de l'insuccès une méthode qui se dit prophylactique, et ne peut être absolument efficace que lorsqu'elle
arrive à temps pour prévenir les symptômes graves ?

On exploitera néanmoins cette mortalité de 8 1/2 pour 100
sans tenir compte de ce fait que les malades baignés ont
été triés parmi les formes graves, qu'il s'agit d'hôpitaux où
la mortalité habituelle était de 26 pour 100, y compris les
formes légères, tandis que dans la statistique des auteurs le
plus grand nombre de ces formes légères est supprimé
comme n'ayant pas touché l'eau froide ; mais laissons faire,
chaque attaque a été pour nous l'occasion d'un nouveau
progrès ; et concluons avec les auteurs que si nous ne
pouvons pas intervenir dans tous les cas assez tôt pour affir-
mer la guérison, tout au moins, même dans les cas les plus
tardivement baignés, nous pouvons encore, grâce à cette
méthode, sauver la moitié des malades qui eussent été con-
damnés sans elle.

La doctrine prophylactique ne se trouve donc pas atteinte
par ces cas de mort, et l'aphorisme de Glénard n'en est pas
encore ébranlé. Cherchons de suite à dégager l'opinion des
auteurs à son égard, et reportons-nous au chapitre du pronostic. Parlant de l'aphorisme : toute fièvre typhoïde qui

pourra être traitée régulièrement dès le début par l'eau foide sera exempte de complications et guérira, voici ce qu'ils en disent : « Cette proposition se rapproche de la vérité « bien plus que ne le pensent ceux qui l'ont si vivement « critiquée. Dans toutes les conditions où il est possible de « traiter la fièvre typhoïde par la méthode des bains froids « dès les premiers symptômes de l'invasion, par exemple « dans la clientèle de la ville et dans les hôpitaux militaires, « on peut arriver à ce résultat que la mort par fièvre typhoïde « devienne une *véritable exception*. En tout cas, ce n'est « pas s'avancer beaucoup que de présumer qu'un malade « baigné régulièrement dès le troisième ou quatrième jour « *guérira à peu près certainement*, et quelle que soit la « forme de la dothiénentérie dont il est atteint. »

Y a-t-il bien loin de cela à l'aphorisme ?—Bien plus : la lecture entière de l'ouvrage laisse l'impression que leur opinion est encore plus catégorique que celle exprimée dans le passage que nous venons de citer.

Voilà donc les deux grands faits qui dominent dans cette œuvre appelée à un grand retentissement : d'un côté, les auteurs se rallient sans réserve et après mûre réflexion à l'application systématique de l'eau froide ; ils adoptent, sans les modifier, les préceptes formulés par Braud comme les plus sûrs pour retirer de la réfrigération par l'eau froide tout ce qu'elle peut donner ; de l'autre côté, ils acceptent la conséquence logique du système qui est d'être toujours efficace, et ils prouvent en effet, par l'exposé et la discussion des faits qu'ils ont observés et qu'ils livrent à la controverse, que grâce à ces préceptes la guérison est toujours assurée.

Pour nous personnellement et pour ceux d'entre nous qui dès le premier jour avons été entraînés par la conviction profonde et raisonnée qui se dégageait des affirmations de Glénard, pour nous qui avons d'emblée et constamment depuis lors accepté pour ligne de conduite la doctrine avec ses exigences les plus étroites, sans avoir eu jamais une déception, nous ne dissimulerons pas combien nous sommes heureux de voir ainsi définitivement consacrée une thérapeu-

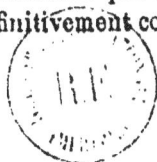

tique qui donne aux familles la plus grande sécurité, et au médecin une jouissance intellectuelle, comme il ne peut se vanter de l'éprouver vis-à-vis d'aucune autre maladie.

Il est impossible qu'après avoir signalé ces deux grands faits, on ne veuille pénétrer plus avant dans cette étude, et vérifier, le livre en main, et au lit du malade, si, en procédant comme les auteurs, on arrivera à ces mêmes conclusions dont la portée est si immense pour la pratique. Aussi nous nous réservons de mettre en lumière les points principaux sur lesquels les auteurs ont fondé leur conviction, et nous basant sur eux, nous pourrons donner aux médecins lyonnais l'assurance que la méthode pour laquelle ils ont tant lutté, et qui les rend si puissants, n'est pas près de péricliter.

Le titre choisi par les auteurs, « la fièvre typhoïde traitée par les bains froids », est bien celui qui convenait à la maladie dont ils nous présentent la description. Le syndrome de la fièvre typhoïde revêt en effet pendant ce traitement un aspect si différent de celui que donnent les classiques, qu'ils sont obligés pour ainsi dire de faire une monographie complète de cette nouvelle maladie. A un observateur non prévenu il serait impossible de faire accepter le diagnostic de fièvre typhoïde en l'absence de ses signes caractéristiques, tels que la stupeur, la langue fuligineuse, le subdélirium, la diarrhée, les eschares, etc., symptômes que nos internes ne peuvent plus étudier que dans les livres, et dont ils seront obligés d'aller, s'ils le veulent, vérifier l'exactitude à Paris.

Cette absence des symptômes caractéristiques est si frappante pendant toute la durée du traitement que le pronostic favorable s'impose au médecin. Mais ce résultat n'est obtenu à coup sûr que si le traitement est vraiment systématique, c'est-à-dire si l'on baigne dès le début, et toutes les fièvres, les légères comme les graves. Aussi ce sont là les deux indications fondamentales sur lesquelles insistent les auteurs, faisant face de suite aux plus graves objections qui aient été formulées contre le *système*.—En baignant dès le début, souvent avant que le diagnostic soit possible, ne risque-t-on pas d'exposer au bain froid une autre maladie que la fièvre typhoïde ? Certainement on le risque. L'erreur a souvent été commise à Lyon, et ce fut toujours un bénéfice pour les malades. C'est ainsi que les auteurs nous montrent des pneumonies, des scarlatines, des varioles, un cas même de coqueluche, pris pour des fièvres typhoïdes et traités par les bains froids toutes les trois heures, et le bénéfice fut si réel qu'une fois l'erreur reconnue, on ne put se résoudre à interrompre le traitement commencé. Les résultats inespérés obtenus dans ces conditions autorisèrent même à appliquer d'emblée le traitement réfrigérant dans certaines formes de ces maladies, et il n'est !pas douteux que tôt ou tard on ne voie sortir de l'école de Lyon une nouvelle étude sur les indications de la méthode réfrigérante dans les pyrexies autres que la fièvre typhoïde.

Mais s'il faut baigner dès le début, il faut donc baigner toutes les fièvres, et alors ne risque-t-on pas de baigner une fièvre qui aurait guéri sans bains ? — Certainement on le risque ; et où est le mal ? Le traitement, si la fièvre est légère, sera de très courte durée. Quant à la prétention de *deviner* si une fièvre restera légère ou deviendra grave, on sait ce qu'elle vaut. Nous doutons qu'on puisse la mettre encore en avant, quand on aura lu le remarquable chapitre sur l'*incertitude du pronostic*. Pour n'en citer qu'un exemple, on a cru pouvoir attribuer aux caractères du pouls une grande valeur pour le pronostic. Eh bien ! les auteurs répondent en citant six cas de mort dans lesquels le pouls n'avait dépassé 100 pulsations qu'après le 15° jour dans quatre cas, une fois après le 26°, une fois après le 31°.

Il est donc entendu qu'il faut baigner dès le début toutes les fièvres typhoïdes. Mais n'y aura-t-il pas au moins des *contre-indications tirées de l'état du malade antérieur à l'invasion de la fièvre typhoïde* ? C'est ainsi que les auteurs abordent successivement les conditions créées par la grossesse, la menstruation, l'état puerpéral, l'allaitement, celles qui pourraient être spéciales à l'âge avancé ou à l'enfance, celles

enfin qui résultent de l'obésité, du nervosisme, du rhuma-
tisme, du diabète, des affections thoraciques, cardiaques ou
cérébrales. Or, à part les cas si rares de phthisie avancée ou
d'affections cardiaques avec asystolie sur lesquels les auteurs
font quelques réserves, aucune de ces conditions précitées
n'est pour eux une contre-indication. Ils en donnent les
preuves à l'appui ; la méthode doit être appliquée dans son
esprit, la lettre seule doit en être modifiée suivant les cas, et
dans le chapitre sur les « applications particulières de la méthode de Brand », ils décrivent minutieusement ces modifications de la formule générale.

Pendant que les auteurs sont sur le chapitre des contre-
indications, ils étudient celles qui peuvent être *tirées de la
maladie elle-même ou de ses complications.* Nous ne dirons
quelques mots que des fameuses objections relatives aux acci-
dents thoraciques ou aux hémorrhagies intestinales. Sur
leurs 233 malades, ils n'ont eu qu'une fois la pneumonie
lobaire, et encore était-elle antérieure au premier bain, et
12 fois la broncho-pneumonie. Sur ces 12 cas, il en est 4 chez
lesquels la complication existait déjà quand fut commencé
le traitement. Sur ces 233 malades, ils n'ont eu que 4 hémorrhagies, sur lesquelles deux survinrent l'une deux jours,
l'autre huit jours après la cessation des bains ! Et cela n'em-
pêchera pas les détracteurs systématiques d'accuser encore
le bain froid de provoquer la pneumonie ou une hémorrhagie
intestinale, alors qu'une fois de plus ils voient se confirmer
la diminution considérable dans la proportion à laquelle se
réduisent ces complications, dans les mains de tous ceux qui
ont appliqué les bains froids.

En présence de ces complications, MM. Tripier et Bouveret concluent avec tous les auteurs, et d'après leurs observations, que les complications thoraciques sont une des plus
formelles indications d'intervenir énergiquement avec le
froid, et que l'hémorrhagie intestinale ne doit faire sus-
pendre le traitement que si elle s'accompagne d'un abaisse-
ment de la température à la normale ou au-dessous. « En
« résumé, disent-ils, les contre-indications de la méthode

« des bains froids, vraies, précisées, fondées sur l'observation
« des faits et non sur des vues théoriques sont peu com-
« munes, et si l'on veut abaisser réellement le taux de la
« mortalité par fièvre typhoïde, loin d'augmenter le nombre
« de ces contre-indications, on doit au contraire chercher à
« les diminuer. »

Une telle conviction dans l'efficacité de l'intervention,
même lorsqu'il s'agit de fièvres compliquées, une conviction
assez forte pour ne pas être ébranlée par les insuccès dans
l'intervention tardive, ne peut être obtenue que par le médecin qui, ayant traité des fièvres typhoïdes dès le début, les a
vues toujours guérir et a pu juger des modifications que
cette méthode imprime aux symptômes de la fièvre typhoïde.
« Le privilège de cette méthode, disait Glénard, c'est que le
« simple fait de l'avoir appliquée, ne fût-ce que sur un seul
« malade, imprime au médecin une conviction plus inébran-
« lable que ne pourraient le faire les plus belles statistiques,
« les meilleurs arguments. » Nous mettons en effet au défi
qu'on nous cite un médecin qui, ayant appliqué cette méthode, l'ait abandonnée, ou que, parmi ses adversaires, on
en trouve un seul qui l'ait appliquée, même approximati-
vement.

Rien n'est en effet surprenant comme la transformation du
typhique sous l'influence du traitement. C'est pour les auteurs le sujet d'une étude vraiment magistrale ; nous recom-
mandons comme particulièrement original le chapitre relatif
à l'influence des bains sur la température fébrile, illustré par
une vingtaine de tracés thermométriques qui montrent tous
que la moyenne obtenue le premier jour du traitement est
un maximum, qui est le point culminant de la courbe, et
qu'à partir de ce maximum du premier jour, la courbe s'a-
baisse progressivement jusqu'à la normale. Notons encore,
parmi les symptômes modifiés par les bains froids, ceux de
l'appareil digestif dont les fonctions sont à ce point normales
que les auteurs inclinent à partager l'opinion de Brand, qu'il
ne se produit pas d'ulcération dans l'intestin, dans les cas
traités dès le début.

Malgré cette transformation des symptômes, la durée du cycle fébrile n'est pas abrégée, la fièvre n'est pas jugulée. Toutefois les auteurs citent deux observations absolument remarquables, celle du docteur Féa, et celle du fils du docteur Gailleton, chez lesquels la fièvre typhoïde, s'annonçant avec une intensité terrible dès le début, vigoureusement refroidie dès le second jour, persista avec toute sa sévérité et sa menace de longue durée, puis céda brusquement le 15ᵉ jour, après 80 à 100 bains. Ils croient pouvoir conclure de ce fait d'une forme intense ne durant que 15 jours, que « la refrigération « systématique, énergique et hâtive, mise en œuvre avant la « fin du 3ᵉ jour, a tout à la fois modéré, arrêté peut-être le « processus ulcéreux de l'intestin, et réprimé l'affection ty- « phoïde elle-même au point de diminuer notablement la « durée du cycle fébrile. »

S'il en est ainsi, si la fièvre est à ce point transformée qu'on arrive à regarder comme possible l'absence de la lésion la plus constante de la fièvre typhoïde, on s'expliquera la rareté des complications, et par conséquent la rareté de la mort; et l'argument statistique reprendra toute la valeur que des contradicteurs aux abois ont en vain tenté de lui enlever. Aux statistiques déjà connues, celles de Liebermeister, Vogl, Conseil de santé allemand, Brand, celles françaises de Glé-nard, Rollet et Mollière, ils ajoutent celle de l'hôpital de la Croix-Rousse qui s'étend de 1866 à 1885. Ils la divisent en trois périodes: la première de 66 à 72, pendant laquelle on n'employait pas les bains froids et qui compte 229 fièvres typhoïdes avec 60 morts, soit une mortalité de 26,20 p. 100. La deuxième période de 73 à 81 : le bain froid commence à être employé, mais généralement reservé aux formes graves (sauf les cas traités par Glénard) avec 629 cas et 104 décès, soit une mortalité de 16,53 p. 100, c'est-à-dire déjà réduite d'un tiers. Enfin, une troisième période, de 82 à 86, où le bain froid est employé, suivant la méthode, aussi près du début que cela est possible dans un hôpital, et dans tous les cas, avec 260 cas et 19 décès, soit une mortalité de 7,30 p. 100. Cette diminution graduelle de la mortalité par étapes se retrouve partout où l'on substitue la méthode de Brand aux traitements médicamenteux : les étapes de 26 p. 100, de 15 p. 100, de 7 p. 100 se retrouvent dans la statistique des armées allemandes, de l'hôpital de Munich, de Liebermeister, de Vogl.

On sait, et c'est la dernière étape, que, lorsque le traitement peut être appliqué d'une façon systématique, comme dans les hôpitaux militaires de la Poméranie, Stettin, Stralsund, etc., la mortalité s'abaisse à un demi pour cent. En citant ces chiffrres qui horripilaient tant l'Académie, les auteurs qui d'après leur expérience personnelle regardent ces chiffres comme acceptables pour la pratique privée, se posent la question qu'aurait bien dû vraiment se poser l'Académie avant de bondir à la lecture de Glénard, « quel intérêt pourrait bien avoir à exalter « ainsi la méthode de Brand le conseil de santé des armées « allemandes, si vraiment cette méthode n'avait pas maintes « fois affirmé son incontestable supériorité ? »

Cette mortalité d'un demi pour cent que les auteurs déclarent « très acceptable » ne peut évidemment s'obtenir que dans les hôpitaux militaires, où l'on peut exiger que le malade se soumette à l'examen médical dès son premier malaise. Dans la pratique privée, soit de la ville, soit de la campagne, le résultat sera forcément un peu moins favorable parce qu'il y a toujours des malades qui échappent à l'intervention précoce du traitement par les bains froids, de telle sorte qu'on s'explique les trois à quatre morts pour cent, observées dans ces conditions et dont la méthode ne peut être rendue responsable. C'est ainsi que même dans les mains d'hommes aussi compétents et aussi habiles que MM. Rondet et Grabinski, à Neuville, MM. Bouveret et Ballivet, à Thoiry, il y a encore, sur 248 typhiques rigoureusement traités par les bains froids, 9 morts, soit une mortalité de 3,62 p. 100. Avec la même bonne foi que les auteurs, nos courageux et distingués confrères, auxquels MM. Tripier et Bouveret laissent la parole dans leur livre, discutent leurs cas de mort. Et n'est-ce pas merveilleux de voir encore dans ces neuf cas les conditions tellement défavorables avant l'intervention, qu'une issue fatale ne pouvait étonner ?

Cette statistique rurale excite vraiment notre admiration ; c'est un argument décisif contre ceux qui se dérobent encore derrière les impossibilités imaginaires d'appliquer les bains froids dans les campagnes ou dans les classes pauvres. Bien que déjà absolument remarquable, ce taux de mortalité de 3 1/2 p. 100 se réduira au demi pour cent de Stralsund, comme nous sommes déjà plusieurs à Lyon à l'avoir obtenu, lorsque les trois conditions suivantes seront réalisées : 1° un médecin qui sache que sa responsabilité est engagée lorsqu'il ne traite pas par l'eau froide ; 2° une famille qui sache mesurer elle-même avec le thermomètre l'état fébrile de son malade, et qui sache aussi que, passé certain degré, chaque jour de retard peut être une chance perdue ; 3° chez tous deux la confiance absolue dans l'efficacité de la méthode lorsqu'elle est appliquée non seulement dans sa lettre, mais encore dans son esprit. Cette application est facile, il ne sera plus permis à un médecin d'exciper de son ignorance après les longs et minutieux détails exposés dans le chapitre VI, qui paraît achevé pour toujours, où nous voyons successivement étudiées : la *formule générale* de la méthode de Brand dans chacun de ses termes, l'*hygiène du typhique* traité par les bains froids, les *applications particulières* soit dans les différentes formes de la fièvre typhoïde, soit dans les formes compliquées, que ce soit dans la pratique civile ou rurale, dans les hôpitaux civils ou militaires.

Le livre que publient aujourd'hui MM. Tripier et Bouveret, auquel nous aurions voulu pouvoir consacrer encore plusieurs articles, est pour la médecine lyonnaise un triomphe et une revanche. Le *Lyon Médical*, qui a donné à ses lecteurs la primeur de toutes les pièces principales de ce grand procès, est heureux et fier de pouvoir le dire aujourd'hui. En dehors de la pratique personnelle de Brand, c'est à Lyon que pour la première fois a été appliquée en grand la méthode rigoureuse et systématique du traitement par les bains froids, et c'est après le retentissement des premiers résultats signalés dans les colonnes de ce journal que la méthode s'est répandue dans les hôpitaux militaires de l'Allemagne, en attendant qu'elle s'impose à Paris et à Berlin, où, soit dit en passant, il n'y a pas encore eu de malade traité par la méthode de Brand.

Pour les administrateurs de nos hôpitaux, ce livre sera la preuve qu'ils ont eu raison d'accéder aux désirs du corps médical, qui leur demandait leur concours et n'aurait pu se passer d'eux, puisque la mortalité des fièvres typhoïdes se trouve déjà abaissée de plus des deux tiers par le seul fait des bains froids (Mayet); et ce sera pour les autres administrations hospitalières un exemple qu'elles n'oseront plus ne pas imiter.

« C'est icy, lecteur, un livre de bonne foy », disent MM. Tripier et Bouveret, en terminant leur préface. Certes, la bonne foi est bien la première des qualités d'un homme de science, et nous nous plaisons à admettre avec les auteurs que cette qualité n'a fait défaut à aucune des appréciations contradictoires exprimées sur la valeur des bains froids. Mais que sert la bonne foi, si cette foi ne fait pas de prosélytes ? Et pour faire des prosélytes, ne faut-il pas que la conviction puisse à chaque instant se retremper dans les faits d'observation? Il faut donc à côté de la bonne foi, dans l'examen de ces faits, les qualités du jugement, la rigueur dans le raisonnement, l'abnégation de soi-même, toutes qualités qui séduisent dans l'œuvre de MM. Tripier et Bouveret, et en feront, pour leur plus grand honneur, l'instrument de propagande le plus actif qu'on aurait pu souhaiter, en faveur d'une méthode destinée, suivant le mot de Brand, à « épargner un torrent de larmes ».

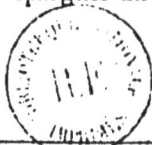

Lyon, Assoc. typ. — P. Plan.

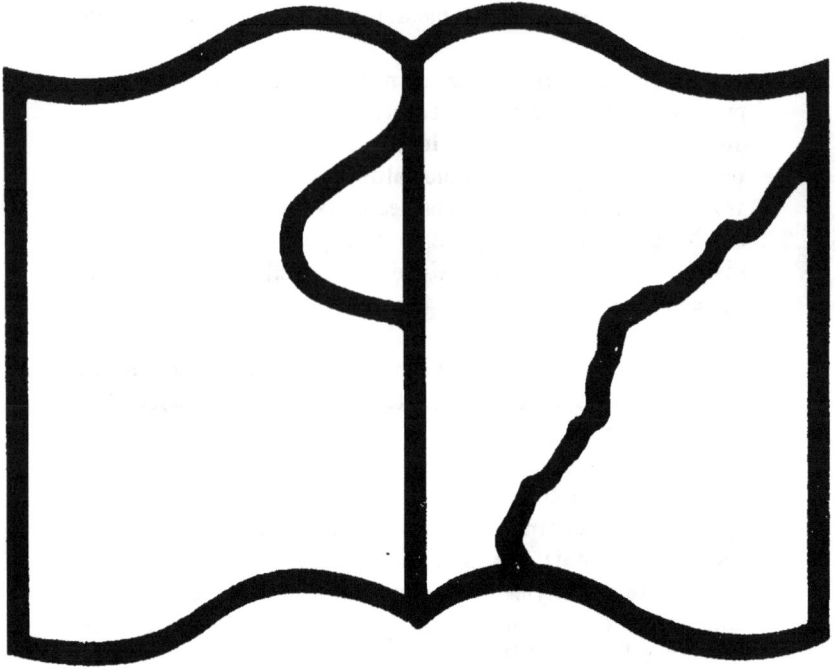

Texte détérioré — reliure défectueuse

NF Z 43-120-11

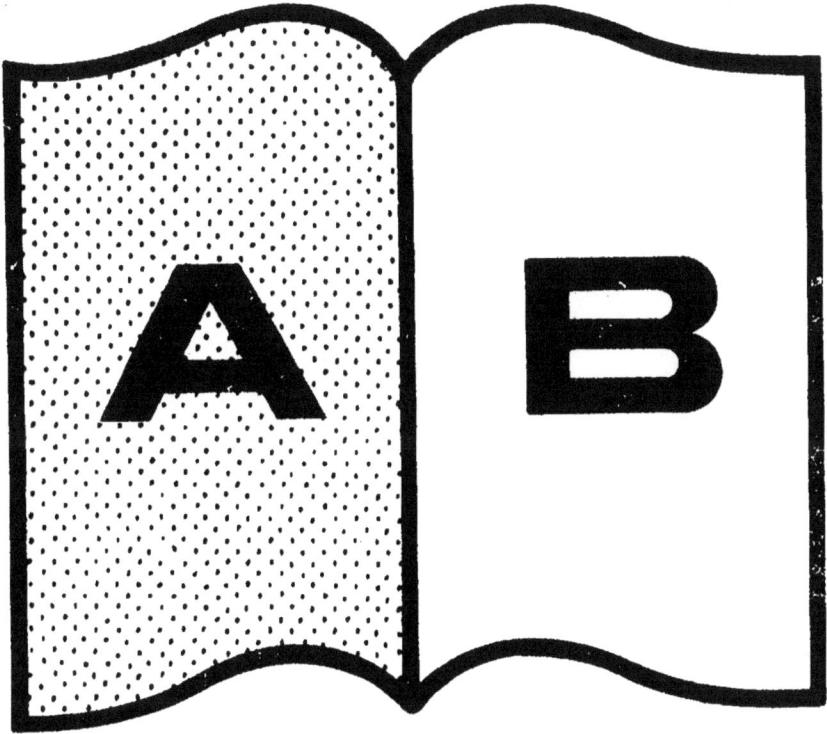

Contraste insuffisant

NF Z 43-120-14